AF246434

BLESSURE DU NERF MÉDIAN,

LÉSIONS TROPHIQUES

COXALGIE ET COXO-TUBERCULOSE

OTITE MOYENNE SUPPURÉE

PAR LE Dr VOITURIEZ,

Chef de Clinique chirurgicale à la Faculté libre de Lille.

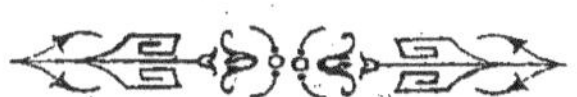

LILLE,

AU BUREAU DU *JOURNAL DES SCIENCES MÉDICALES,*

56, RUE DU PORT.

1886.

Blessure du nerf médian ; lésions trophiques.

On connaît depuis longtemps les troubles de la sensibilité consécutifs aux lésions des nerfs périphériques ; les lésions trophiques sont d'une observation moins commune. D'après Weir Mitchell, elles se rencontrent plutôt dans les névrites et les sections partielles, qui déterminent des phénomènes irritatifs, qu'après les sections complètes et résections des nerfs. L'observation que nous présentons confirme cette opinion.

OBSERVATION. — Léon T..., âgé de 30 ans, entre à l'hôpital de la Charité le 24 janvier 1886. Deux jours auparavant, il s'est fait à la face antérieure de l'avant-bras droit, à 2 centimètres au-dessus du poignet, une plaie transversale, occupant la région médiane et longue de 3 centimètres. La plaie a respecté l'artère radiale et le nerf radial et de même l'artère cubitale et le nerf cubital.

Il n'y a pas eu de section des tendons, si nombreux à cette région.

Les lèvres de la plaie sont tuméfiées et douloureuses ; toute la région est œdematiée et d'aspect phlegmoneux ; fièvre modérée. L'on administre des bains de bras prolongés, dans une solution faiblement phéniquée. Au bout de quelques jours, les accidents inflammatoires cédèrent et la cicatrisation s'effectua rapidement.

L'exploration méthodique, pratiquée dès lors, permet de constater des troubles de la sensibilité, nettement localisés au territoire innervé par le nerf médian, tel que les recherches de Richelot nous l'ont fait connaître. En outre, si l'on exerçait sur la cicatrice linéaire, une légère pression, on déterminait une sensibilité vive, avec fourmillements, rapportés par le malade aux extrémités des doigts correspondants et dus manifestement à l'irritation du bout central.

Le bout supérieur est donc resté dans la cicatrice ; ce qui indique que la section n'a pas été absolument totale ; car, dans ce cas, le bout supérieur remonte généralement assez haut, grâce à sa rétractilité propre.

L'exploration montre que la paume de la main a conservé sa sensibilité ; ce qui s'explique par ce fait que le nerf palmaire cutané, émané du médian à l'avant-bras, a dû être respecté par la cause vulnérante. La sensibilité du petit doigt et de l'annulaire reste parfaite.

Au contraire, s'il n'y a pas abolition, il y a du moins diminution très remarquable de la sensibilité au niveau de la face palmaire du médius de l'index et du pouce. De même *la face dorsale* du médius et de l'index (2ᵉ et 3ᵉ phalanges) est anesthésiée. Au contraire, la face dorsale du pouce a conservé toute sa sensibilité.

L'analgésie est absolue aux points indiqués précédemment. C'est ainsi que l'on peut introduire une épingle dans le derme sous-unguéal de l'index et du médius, sans déterminer la moindre douleur. Les autres modes de sensibilité (chaleur, chatouillement, électricité), sont également très diminués.

Le malade quitte l'hôpital, se considérant comme guéri. Le 26 mars, il rentre de nouveau. Depuis huit jours, sans cause traumatique connue (il n'a pas repris son travail), il a vu survenir à l'extrémité digitale de l'index et du médius de la main droite, deux bulles hémisphériques, qu'il perça avec la pointe d'une épingle ; il s'en écoula un liquide séro-purulent et l'épiderme soulevé, s'étant détaché, laissa à nu une ulcération régulièrement circulaire, de la surface d'une pièce de 50 centimes.

Nous examinons le malade, 10 jours après le début de l'éruption bulleuse et nous remarquons la forme nettement circulaire des deux ulcérations. Le fond est grisâtre ; les bourgeons sont petits et peu vivaces, mais au pourtour il existe un liseré blanchâtre assez épais. La sensibilité, explorée à l'aide d'une épingle, est nulle au centre comme au pourtour des ulcérations. Les ongles ne sont pas déformés ; mais on remarque que la face dorsale du médius et de l'index est rosée et lisse (glossy skin).

Le malade accuse aussi à ce niveau une sensation particulière de cuisson (*causalgie* de Weir Mitchell).

Il n'y a ni paralysie, ni atrophie des muscles de l'éminence thénar.

15 avril. — La cicatrisation des deux ulcérations s'est effectuée assez rapidement, grâce à un pansement à la vaseline boriquée.

Le pouce reste indemne et ne présente aucun trouble trophique.

L'observation, que nous venons de résumer, a trait à une section incomplète du nerf médian. Richelot en a communiqué deux analogues à la Société de Chirurgie en 1879. Ces faits empruntés à la clinique, viennent confirmer l'exactitude de la description de Richelot, qui, dès 1875, a démontré anatomiquement, que le médian fournit non seulement la sensibilité à la face palmaire du médius et de l'index, mais encore à la face dorsale des deux dernières phalanges de ces deux doigts. Au contraire, la face dorsale du pouce reçoit la sensibilité du radial.

D'après la description classique, le médian innerve encore le côté externe de l'annulaire ; mais, soit que les anastomoses avec le nerf cubital suffisent à rétablir la fonction, soit que la distribution du médian ait été anormale dans le cas particulier, notre malade n'a eu aucun trouble sensitif du côté de l'annulaire.

La sensibilité n'a pas été complètement perdue, mais diminuée dans tous ses modes. Il est de règle d'invoquer alors la suppléance fonctionnelle, ou ce qu'on appelle encore, la sensibilité collatérale. Mais, en nous fondant sur ce que les troubles sensitifs ont persisté jusqu'au deuxième mois avec les mêmes caractères qu'à la première heure, il semble permis de considérer, que la persistance partielle de la sensibilité est due à la section incomplète du nerf médian. C'est, qu'en effet, l'idée de suppléance fonctionnelle entraîne avec elle, celle de perfectionnement graduel.

Les troubles trophiques que le malade a présentés consécutivement, sont fort intéressants ; sous le nom de *mal perforant palmaire*, ils sont en ce moment l'objet d'un mémoire de M. Péraire (1). On les observe, d'après l'auteur, dans les névrites d'origine centrale ou périphérique. C'est ainsi qu'il en rapporte des exemples dans le cours du tabes, du mal de Pott, de l'alcoolisme. L'éruption bulleuse a débuté, environ deux mois après la section nerveuse. Mais elle avait une tendance naturelle à la guérison, et actuellement n'a pas récidivé.

Chose remarquable, nous avons observé les lésions ulcéreuses aux extrémités de l'index et du médius ; or, ces extrémités sont *uniquement* sous la dépendance du médian. Au contraire, aucune lésion trophique ne s'est manifestée du côté du pouce, qui n'est qu'incomplètement innervé par le médian et dont l'extrémité présente un riche plexus anastomotique entre le médian et le radial. Nous sommes donc conduits à admettre, qu'après la section du nerf médian, les filets du nerf radial qui se rendent au pouce, ont suffi à assurer la nutrition de ce territoire cutané.

---

(1) *Arch. gén. de méd.*, juillet 1886.

Coxalgie et coxo-tuberculose.

Il semble d'abord, après les travaux de J.-L. Petit, de Larrey, de Dzondy, de Bonnet surtout, après ceux d'Erichsen, de Verneuil, de Labbé, de Cazin, il n'y ait plus rien à apprendre au sujet de la coxalgie. Cependant, à cause même de l'intérêt pratique que présente cette affection si commune, il est utile de soumettre, périodiquement en quelque sorte, à une révision sévère, les données scientifiques précédemment acquises et d'y ajouter le résultat d'une persévérante observation. Nul n'avait plus de titre à remplir cette tâche, que l'éminent chirurgien de l'hôpital Trousseau, à qui la pathologie de l'enfance est déjà redevable de plusieurs travaux remarquables (1).

Le néologisme même, qui sert de titre à l'ouvrage, publié dernièrement par Lannelongue, est très explicite et rend compte en un simple mot des progrès réalisés, depuis ces dernières années, dans l'anatomie pathologique de la tumeur blanche coxo-fémorale. Certes déjà Nélaton, dans une thèse restée célèbre, avait fait une large part, parmi les ostéites et les ostéo-arthrites, à la néoplasie tuberculeuse ; mais, faute d'une détermination anatomique précise, l'on était réduit à ne voir le plus souvent qu'une ostéite ou une synovite à étiologie banale là, où actuellement la découverte du bacille de Koch nous révèle l'existence d'une infection tuberculeuse. Le problème étiologique se trouve donc résolu et il n'y a plus à se demander, s'il existe des coxalgies scrofuleuses, rhumatismales, syphilitiques, traumatiques; mais il est nécessaire de séparer, au point de vue symptomatique, la tuberculose de la hanche, des nombreuses variétés d'inflammation, dont l'articulation coxo-fémorale peut être le siège.

Encore récemment, Nèble (2) groupait sous le nom de coxalgie, non seulement les arthrites goutteuse, syphilitique, infectieuse, génitale, les arthropathies d'origine nerveuse, mais encore les affec-

---

(1) *Coxo-tuberculose*, leçons professées à la Faculté de médecine de Paris, par Lannelongue. — Asselin, 1886.

(2) *Cause, siège, classification des coxalgies*, par Nèble. — Paris, 1881.

tions péri-articulaires (contracture des adducteurs, inflammation des bourses séreuses et des ganglions). Il est évident, que c'est un abus de mots, que de désigner, sous un même nom, des maladies aussi différentes, au point de vue de leur nature, de leur marche et de leur traitement.

Certes, le diagnostic clinique peut présenter des difficultés insurmontables, mais il n'en est pas de même du diagnostic anatomique et cela suffit pour légitimer une appellation différente, *coxotuberculose*, représentant une affection bien définie dans son espèce, et nettement caractérisée par son origine.

Lannelongue réserve le terme de *Coxalgie*, à l'affection douloureuse de la hanche si bien décrite par Brodie, et plus connue sous le nom de coxalgie hystérique.

L'anatomie pathologique, qui lui a permis de donner à la maladie qui nous occupe une dénomination tirée de sa nature, lui a fait connaître aussi les altérations initiales, fort peu étudiées jusqu'à présent. Gosselin, Marjolin, Holmes, qui avaient eu l'occasion de pratiquer l'autopsie d'enfants, ayant succombé à une période peu avancée de l'affection, n'avaient constaté qu'une vascularisation peu prononcée, avec épaississement de la synoviale, mais ils n'avaient pas fait l'examen des os sur des coupes méthodiques. Quatre observations recueillies dans les conditions requises, ont démontré qu'il existait toujours des altérations osseuses prédominantes, consistant le plus souvent en foyers tuberculeux limités à la tête de fémur, au niveau du point d'ossification. Dans une première phase, les lésions osseuses existent seules; un peu plus tard, la synoviale, qui tapisse la capsule articulaire, s'enflamme et s'épaissit ; les altérations du cartilage sont tardives. Souvent les faits se passent de la manière suivante: la caverne tuberculeuse s'agrandit excentriquement, arrive jusque sous le cartilage d'encroutement, l'amincit, le perfore et évacue son contenu dans l'article (1); consécutivement les fongosités qui tapissent la paroi du foyer osseux se propagent à la synoviale ; puis le cartilage lui-même est attaqué et subit l'altération velvétique.

On sait qu'Erichsen reconnaissait trois formes de coxalgie, au point de vue anatomique et suivant le mode de début : 1º capsulaire ; 2º fémorale ; 3º cotyloïdienne. Lannelongue n'admet guère la pre-

---

(1) Observation IV, *Op. cit.*

mière. La tuberculose primitive des synoviales n'est pas rare chez l'adulte ; l'*hydrops tuberculosus* du genou est bien connu ; mais chez l'enfant cette forme est exceptionnelle ; en raison de l'irritation formative et fonctionnelle des extrémités épiphysaires, c'est là que le virus tuberculeux se localise. En outre, l'auteur ne paraît pas accepter l'origine cotyloïdienne de la coxalgie. Pourtant il cite plus loin (p. 206) une observation accompagnée de dessins, où il existait une disjonction des 3 pièces osseuses qui constituent la cavité cotyloïde avec altération épiphysaire, alors que la tête du fémur était pour ainsi dire intacte. La coxalgie acétabulaire primitive a fait l'objet d'un travail intéressant de Dhourdin (1), et il nous semble qu'après les observations de Marjolin et de Bouilly, on ne saurait mettre en doute l'existence de cette variété de coxotuberculose. D'ailleurs l'anatomie générale nous explique la possibilité et même la fréquence de cette forme pathologique, à cause de la multiplicité des points d'ossification, qui viennent converger au fond de la cavité cotyloïde.

Quoiqu'il en soit, les altérations osseuses, uniques au début, conservent, dans les phases ultérieures de la maladie, une importance prépondérante. Lannelongue insiste avec raison sur le siège ordinaire de ces altérations. Déjà Labbé (2) avait remarqué, sans l'expliquer, que l'usure osseuse, qui avait pour effet d'agrandir la cavité cotyloïde et diminuer la tête fémorale avait des points d'élection ; ainsi c'est la région postéro-supérieure du sourcil cotyloïdien, qui est le plus altéré, de même que la portion supérieure, extérieure et centrale de la tête du fémur. Lannelongue a expliqué ce fait par la contracture des muscles pelvi-trochantériens, qui immobilisent les membres dans une attitude vicieuse et déterminent une pression permanente et excessive de certains points des surfaces articulaires en contact. Il en résulte une *ulcération par compression*, dont le siège vient d'être indiqué et dont la profondeur est en rapport avec l'ancienneté de l'affection. Peu à peu les déformations articulaires deviennent telles, que la luxation peut se produire. Elle est si fréquente dans la coxalgie, que Boyer avait donné à cette maladie le nom de luxation spontanée. Elle peut s'effectuer de deux manières, lente et progressive dans le premier cas, elle reconnaît trois degrés : l'*empiètement simple, le chevauchement, la*

---

(1) Dhourdin. Thèse de Paris, 1884.
(2) Labbé. *De la coxalgie*, thèse d'agrégation. Paris, 1863.

luxation iliaque complète (1). Sa cause essentielle réside dans la destinction du rebord cotyloïdien et dans l'usure de la tête ; dans ces conditions, la contraction des muscles fessiers suffit à expliquer le déplacement des surfaces articulaires. On ne saurait invoquer l'hydropisie de l'articulation, impuissante par elle-même à produire la luxation ; d'ailleurs cet épanchement n'existe qu'exceptionnellement.

La luxation peut encore se produire brusquement à l'occasion du plus simple traumatisme.

L'étiologie constitue un chapitre très intéressant, grâce à des statistiques nombreuses. Sans insister davantage, nous devons noter que la coxo-tuberculose suit une marche ascendante de 1 an à 10 ans, atteint alors son maximum de fréquence pour décroître ensuite. Au point de vue de la fréquence relative des arthropathies tuberculeuses des membres, nous trouvons sur 372 cas 100 fois la hanche prise, 66 le genou, 33 le coudepied, 2 l'épaule, 12 le coude, etc. L'influence du traumatisme, tour à tour niée et affirmée avec énergie, doit être admise, mais interprétée différemment. Les expériences de Max Schuller montrent en effet, que si on violente une articulation chez un animal, à qui préalablement on a inoculé un liquide de culture contenant des bacilles, il se développe non plus une arthrite simple, mais une tuberculose articulaire.

C'est ainsi que la théorie microbienne, loin de diminuer l'importance de facteurs étiologiques, que l'observation séculaire avait reconnus, leur donne une nouvelle force, en établissant leur existence à l'aide de la pathologie expérimentale.

La symptomatologie ne pouvait évidemment présenter le même caractère de nouveauté que les chapitres précédents. Néanmoins l'étude de la première période de la coxalgie, alors que le diagnostic présente le plus de difficultés, offre des particularités intéressantes.

La coxotuberculose au début est rarement douloureuse (2) spontanément. Le plus souvent il faut une exploration méthodique pour découvrir un point douloureux. Dans ce but, faire saillir la tête du fémur sous les fessiers, en portant la cuisse dans la flexion et l'adduction et exercer sur elle une pression modérée. Explorer aussi le pour-

---

(1) St-Agnès. *Luxation coxalgique*, thèse de Paris, 1885.

(2) Simonneau. *Signes et traitement de la coxalgie tuberculeuse au début chez l'enfant.* — Paris, 1888.

tour du sourcil cotyloïdien ; enfin reconnaître l'état de l'acétabulum, au moyen du toucher rectal (Cazin). Quand il existe des douleurs spontanées, leur siège est la région inguinale, très souvent aussi le genou (1) ; la pathogénie de cette gonalgie ne nous paraît pas complètement élucidée, mais nous semble réflexe et comparable aux irradiations douloureuses, qu'on rencontre par exemple dans les névralgies dentaires.

La claudication manque souvent au début, mais ainsi que Marjolin l'a remarqué le premier, il existe une arhythmie de la marche (*signe du maquignon*).

La contracture est précoce. Elle est mise en évidence par le *signe de l'épreuve*, que Lannelongue ne manque jamais de rechercher. On place l'enfant, surveillé par un aide, debout, les talons rapprochés et on lui prescrit de ne pas bouger. Au bout de 5 à 10 minutes, l'enfant a pris une attitude caractéristique et l'on constate du côté malade l'abaissement du pli fessier ; la jambe est fléchie sur la cuisse, la cuisse sur le bassin, le genou s'est porté en dehors, la pointe du pied seule pose à terre.

En outre, l'enfant étant couché, si l'on essaie de porter la cuisse dans l'abduction, on constate que ce mouvement est très limité ou aboli et que le bassin se déplace, en même temps que le fémur. (Verneuil).

Depuis les recherches de Valtat, de Le Fort, on sait combien est précoce l'atrophie musculaire, qui accompagne les inflammations articulaires. Il est très fréquent de rencontrer à une époque peu avancée de la maladie l'atrophie du triceps et des fessiers.

Enfin l'engorgement ganglionnaire est de règle. Varaillon (2) a décrit un ganglion iliaque, disposé parallèlement à l'arcade de Fallope et situé immédiatement en arrière d'elle. Ce ganglion, qui accompagne le paquet vasculaire, le déborde en dehors et est très accessible au doigt. Son engorgement serait constant.

. A sa période confirmée, on divise généralement la coxalgie en deux stades suivant l'attitude. Dans le premier, il y a flexion, abduction, rotation en dehors ; dans le second, flexion, adduction, rotation en dedans. Martin et Collineau avaient même cherché dans ces diffé-

---

(1) Alexandre. *Pathogénie de la douleur du genou.* — Lille, 1881.
(2) Varaillon. *Adénopathie iliaque dans la coxalgie*, thèse de Paris, 1873.

rentes attitudes le diagnostic différentiel entre la coxalgie osseuse et la coxalgie capsulaire. L'on sait actuellement, après les études de Bonnet et de Valette, que cette attitude peut varier, rien que par le décubitus, et d'ailleurs n'avons-nous pas vu que la coxotuberculose est osseuse d'emblée et non capsulaire, comme le voulaient Martin et Collineau. Les signes de la maladie à cette période sont classiques ; nous n'avons pas à y revenir. Notons seulement que pour Lannelongue, la coxotuberculose passe toujours par la phase d'abduction et de rotation en dehors, avant d'adopter l'adduction avec rotation en dedans. Quant à la pathogénie de cette attitude, elle réside dans la contracture réflexe de l'appareil musculaire périarticulaire, et non, malgré la belle expérience de Parise, dans la distension de la cavité synoviale par le liquide ; puisque ce liquide n'existe que peu ou pas. Il y aurait à s'appesantir sur les complications de la période avancée: abcès froids si intéressants par leur variété d'origine (os, synoviale, ganglions, abcès circonvoisins), de siège (cruraux, fessiers, pelviens, récurrents), de terminaison (régression, ouverture spontanée, fistules); et encore les luxations tardives, dont nous avons plus haut expliqué le mécanisme.

L'on pourrait aussi citer les modifications qui se produisent du côté sain chez le coxalgique et qui consistent essentiellement dans une hypertrophie compensatrice. Nous ne pouvons que renvoyer à la thèse de Cadet-Naudet sur ce sujet (1).

Au point de vue du diagnostic, l'on doit s'attacher à séparer la coxalgie hystérique de la coxotuberculose. L'erreur est d'autant plus facile, qu'il existe une forme nerveuse et douloureuse de coxotuberculose, qui simule la maladie de Brodie. L'exploration de l'articulation sous le chloroforme jugera la question. Ces affections ne sont pas les seules qu'on puisse confondre. La périarthrite coxo-fémorale, la contracture essentielle des adducteurs (Verneuil) les contractures, dues à des lésions de la moelle ou des nerfs périphériques ; les ostéites du bassin et du trochanter, les adénopathies iliaques et inguinales ont pu s'accompagner de symptômes, qui les ont fait prendre pour la coxotuberculose (2). Un examen approfondi, fondé

---

(1) Cadet-Naudet. *Du côté sain dans la coxalgie.*— Paris, 1883.

(2) Voir Grenier : *Étude sur les affections pouvant simuler la coxalgie.* — Paris, 1884.

sur la connaissance plus complète des symptômes, permettra toujours de faire le diagnostic.

Le traitement occupe la place très développée qu'il mérite, dans l'ouvrage de Lannelongue. La thérapeutique uniforme des arthrites, qui répond à plusieurs indications : immobilisation, révulsion, compression, n'a été appliquée que depuis un temps relativement rapproché. La gouttière de Bonnet, les appareils de Bouvier, de Verneuil sont connus de tous.

Mais l'étude plus précise des déformations pathologiques, a conduit à un traitement rationnel, satisfaisant à une indication nouvelle et fondamentale. Nous voulons parler de l'*extension continue*. Proposée par Le Sauvage en 1835, elle fut appliquée ensuite par les Américains, mais c'est par l'école allemande et en particulier par Volkmann, qu'elle fut érigée en méthode générale pour la cure de la coxalgie.

L'on a vu précédemment, que la contraction musculaire amène l'usure des surfaces osseuses par la compression permanente ; cette contraction se trouve abolie par l'extension continue pratiquée chez l'enfant, à l'aide de 2 ou 3 kilos. Kœnig a pu constater, sur le cadavre congelé, préalablement soumis à l'extension, un écartement des surfaces articulaires ; la tête fémorale se trouve séparée de la région supérieure de la cavité cotyloïde, par un demi-centimètre comblé par un petit glaçon de synovie. Cette expérimentation sur le sujet sain pouvait laisser place au doute d'autant, que Morozoff est arrivé à des résultats différents. Mais Lannelongue a eu l'occasion de faire une constatation tout à fait probante chez un petit coxalgique soumis, depuis un mois à l'extension continue et ayant succombé à une affection intercurrente. L'extension fut continuée après la mort ; puis le cadavre fut congelé, dans cette position. « La coupe du membre congelé a montré que les surfaces articulaires ne sont pas au contact en haut et au centre. Au contraire, en bas, le cartilage de la tête et celui de la cavité sont en contact. L'intervalle existant entre les surfaces articulaires est rempli par une couche de fongosités émanant de la synoviale et n'adhérant aucunement aux surfaces cartilagineuses. » (1).

Les effets cliniques de l'extension continue sont : 1° la cessation

____

(1) *Op. cit.*, p. 159.

de la douleur ; 2° l'action résolutive, par la compression intra-articulaire. L'expérience montre en effet une augmentation de tension du liquide intra-articulaire ; 3° le redressement du membre ; 4° l'écartement des surfaces, ainsi qu'il a été démontré.

Les procédés d'application de l'extension , le traitement des abcès froids par le curage et les injections d'éther iodoformé, la résection de la hanche fourniraient matière à plusieurs revues spéciales. Qu'il nous suffise d'avoir montré, que la coxotuberculose est une affection nettement définie par sa nature, ses symptômes et ses lésions anatomiques. Sa gravité, bien connue des praticiens, diminue de beaucoup, quand elle est reconnue au début et traitée avec rigueur et persévérance. Aussi est-il indispensable de faire un diagnostic précoce et dans tout cas douteux, d'avoir recours à l'extension continue, dont l'application est aisée et innocente et dont l'effet thérapeutique est parfaitement établi.

Otite moyenne suppurée ; abcès des cellules mastoïdiennes ; trépanation.

La trépanation de l'apophyse mastoïde, n'ayant que de rares indications, n'est pas encore entrée dans la pratique courante. Conseillée déjà par Vésale et Riolan pour permettre l'évacuation des collections purulentes intra-mastoïdiennes, elle ne fut tentée qu'au siècle dernier par J.-L. Petit, dans ce but et avec succès. Un peu plus tard, un cas malheureux et bruyant fit abandonner cette opération, et il a fallu pour la réhabiliter les travaux successifs de Dezeimeris, Forget, Sentex, Delaissement. Néanmoins, Poinsot, dans son article du Dict. de Médecine et Chirurgie pratique, n'a pu en rassembler que 98 cas. Nous croyons donc utile de publier l'observation suivante, que nous avons recueillie dans le service de M. Duret.

Observation. — Le nommé D., âgé de 38 ans, boulanger, entre à l'hôpital de la Charité, le 15 février 1886. Jusqu'à ces derniers temps, il jouissait d'une bonne santé ; ni syphilis, ni rhumatisme. Ses parents sont morts très âgés, mais il a perdu plusieurs frères et sœurs, d'affections pulmonaires.

Il y a six mois, il a commencé à tousser ; un mois après, il eut une hémoptysie peu abondante, qui fut bientôt suivie d'une autre plus grave. En même temps sa voix s'altérait, et il sentait au niveau du larynx une gêne et de la douleur. Il y a trois mois, il commença à ressentir des douleurs dans l'oreille droite, avec irradiations dans les régions frontale, massétérine et mastoïdienne du même côté. En même temps, bourdonnements d'oreille, coups de sifflets. Les accidents continuèrent sans phénomènes bien aigus, et bientôt après, le malade constata un écoulement de pus fétide par le conduit auditif externe. Cet écoulement n'a pas cessé depuis et est resté très abondant.

Entré dans le service de médecine pour sa toux, il présenta alors les signes d'une tuberculose pulmonaire à la première période.

L'otorrhée persistant, il fut transféré en chirurgie.

On constata alors les symptômes suivants. Le pavillon et le conduit auditif externe étaient sains et ne présentaient aucun signe d'inflammation ; par le conduit, se fait incessamment un écoulement purulent assez abondant. Si on prescrit au malade d'expirer, en fermant la bouche et les narines, l'air s'échappe de la cavité pharyngienne par l'oreille droite, en produisant un sifflement, caractéristique de la perforation de la membrane tympanique. L'examen otoscopique confirme la donnée précédente ; la membrane du tympan est le siège d'une vaste perte de substance et n'existe plus qu'au pourtour du cercle tympanal.

L'ouïe est nulle du côté de l'oreille droite.

La région mastoïdienne est fortement tuméfiée. La peau est rouge, œdémateuse à ce niveau ; la pression y est douloureuse ; la tuméfaction remonte jusqu'à l'horizontale passant par le bord supérieur de l'hélix ; mais *le sillon de la conque avec l'apophyse mastoïde est conservé*, ce qui démontre qu'il ne s'agit pas d'une périostite du conduit propagée au périoste de l'apophyse.

L'on pratique par le conduit auditif externe des injections antiseptiques et détersives, qui permettent de constater à nouveau la perforation de la membrane du tympan, car le liquide s'écoulant par la trompe d'Eustache, revient par les narines et par la bouche. Le malade tenait sa tête droite, pendant qu'on nettoyait son conduit ; on lui fait ensuite pencher la tête, en avant et à droite ; une nouvelle quantité de pus s'écoule par le pavillon ; ce qui démontre que les cellules mastoïdiennes elles-mêmes contiennent du pus et se vident ainsi.

Indépendamment de ces phénomènes locaux, le malade se plaint d'une céphalalgie très vive, surtout la nuit ; depuis plusieurs semaines, tout sommeil est impossible. Il n'y a cependant pas de fièvre. Sous l'influence des injections répétées plusieurs fois par jour, l'état local s'améliore, ainsi que les symptômes douloureux ; mais la tuméfaction mastoïdienne ne se résout pas, l'insomnie persiste. On se décide alors à intervenir et à pratiquer la trépanation de l'apophyse mastoïde.

15 mars. — Le malade étant endormi, on fait une incision légèrement oblique en arrière du conduit auditif, partant de la base de l'apophyse pour aller jusqu'à son sommet. Le rameau mastoïdien de l'artère auriculaire postérieure est sectionné et lié au catgut. Les deux bords de la plaie sont relevés par des écarteurs et n'ayant pas à sa disposition le perforateur de Dezarènes, on applique une petite

couronne de trépan sur la partie moyenne et culminante de l'apophyse; le périoste est intact. Sitôt la rondelle osseuse enlevée, une petite quantité de pus sourd à la surface. Les cellules mastoïdiennes, mises à découvert sont remplies par des fongosités; les trabécules osseuses sont d'une extrême fragilité. On agrandit l'orifice avec la gouge et l'on retire avec la curette le tissu fongueux, jusqu'à ce qu'on arrive sur les parties saines.

Lavage à l'eau phéniquée forte ; on réunit les angles de la plaie avec deux points de suture et l'on place deux gros drains au fond de l'antre mastoïdien, largement ouvert à l'extérieur. Pansement de Lister.

18 mars. — L'état général est satisfaisant; la température est demeurée inférieure à 38°.

19. — Les bords de la plaie sont œdématiés ; l'écoulement par le conduit auditif est fétide ; on pratique de nouveau des injections détersives.

Pendant les jours suivants le pansement est renouvelé chaque jour.

L'état général est très satisfaisant ; plus de douleurs, ni de céphalalgie ; le sommeil est revenu.

30 mars. — On retire les drains ; la cavité mastoïdienne bourgeonne et tend à se combler ; la suppuration par l'oreille est très diminuée ; on continue l'injection journalière.

8 avril. — Les bourgeons charnus affleurent à la peau environnante. La plaie est très rétrécie.

14 avril.— La plaie est réduite à un petit bourgeon saillant, qu'on cautérise au nitrate d'argent.

Actuellement l'état du malade est très amélioré, mais on fait encore sourdre par la pression, une goutte de pus de l'orifice demeuré fistulaire. L'écoulement par l'oreille n'est pas absolument tari, mais est beaucoup moins abondant. Quant à l'état général, qui avait nécessité l'intervention, il s'est absolument modifié ; plus de douleurs, de céphalée nocturne et d'insomnie ; l'apophyse n'est plus tuméfiée, ni douloureuse. Quant à la surdité, qui existait du côté malade, l'opération ne l'a pas guérie ; ce qui s'explique par le fait des altérations profondes de la caisse du tympan, des osselets et des fenêtres vestibulaires.

Réflexions. — La trépanation de l'apophyse mastoïde n'est pas une opération d'une bénignité absolue. La preuve en est que sur 98 cas, Poinsot relate 15 morts. Sur les 15 morts, il faut assurément en défalquer un certain nombre qui sont le résultat du progrès du mal, mais on peut évaluer à 11 % la mortalité, qui incombe à l'intervention, après avoir fait abstraction des cas douteux. C'en est assez pour n'intervenir qu'à bon escient et avec des indications véritables. Néanmoins, quand on se trouve en présence d'une suppuration des cellules mastoïdiennes, bien diagnostiquée et accompagnée d'accidents cérébraux, l'opération s'impose. Tout retard, toute hésitation peut permettre, soit l'ouverture de l'abcès dans la cavité crânienne, soit l'infection purulente par phlébite du sinus latéral. Aussi rejetons-nous la pratique des chirurgiens, qui, d'après le conseil de Wilde, ne débrident que la peau et le périoste, attendent deux ou trois jours et trépanent ensuite, si les accidents ne cèdent pas. Cette conduite, que l'on peut suivre sans grand danger, dans les ostéites des membres, ne saurait être admise ici ; car l'abcès mastoidien tend bien plus à s'ouvrir dans la cavité crânienne, en perforant la paroi mince du rocher, qu'à se frayer une voie à l'extérieur par une sorte de trépanation spontanée.

Dans des cas analogues au nôtre, Forget et plus récemment Gillette ont préconisé à la Société de chirurgie, le drainage auriculo-mastoïdien ; c'est-à-dire que, pénétrant dans l'antre mastoïdien, ils font passer le drain dans la caisse, à travers l'orifice de communication, puis viennent le ressaisir et l'amener à l'extérieur, à l'aide d'une pince introduite par le conduit auditif externe. Cette pratique nous semble indiquée et rationnelle, quand on tombe dans une vaste cavité purulente, communiquant largement avec la caisse. Dans notre observation, les cellules mastoïdiennes étaient en quelque sorte comblées par des végétations fongueuses, qu'il suffisait de détruire sur place.

Nous ajouterons un mot, à propos d'une considération opératoire, qui résulte des rapports de l'apophyse mastoïde avec le sinus latéral.

L'on sait que cette apophyse a la forme d'un triangle à sommet inférieur. Sa face externe est recouverte du périoste et de la peau, dépourvue de poils à ce niveau. Sur sa face interne repose la base triangulaire de la pyramide pétreuse. Mais celle-ci n'a pas la même surface que l'apophyse : elle est plus petite et en outre, ainsi qu'il est aisé de le constater sur les préparations, son sommet est supérieur, c'est-à-dire disposé en sens inverse du sommet de l'apophyse. Il en résulte que ces deux surfaces ne se recouvrent qu'en certains points ; et ce n'est qu'en ces points, que la trépanation peut être pratiquée car les cellules mastoïdiennes se continuent dans l'intérieur même du rocher, et d'ailleurs immédiatement en arrière, se trouve le sinus latéral, qu'il faut éviter à tout prix. L'opérateur a donc juste la place pour appliquer une couronne de trépan et il doit donner à son instrument une position légèrement oblique en haut et en avant, en plaçant la pointe du perforateur à un centimètre en arrière du conduit auditif, sur une ligne horizontale passant par le bord supérieur de ce conduit.

Ce point n'est pas pris au hasard. La base de la pyramide pétreuse représente sensiblement un triangle équilatéral, comme on peut s'en convaincre, rien qu'on considérant la face externe de l'os temporal examiné par transparence. Le point, que nous indiquons, occupe le centre du triangle, en d'autres termes, le point d'intersection de ses médianes. Il permet en outre de pénétrer immédiatement dans les cellules mastoïdiennes les plus développées et surtout dans celle qui communique directement avec la cavité de la caisse et qu'on a appelée antre mastoïdien. Nous devons donc le considérer, comme le lieu d'élection pour l'application de la couronne de trépan, destinée à ouvrir largement une voie au pus, retenu dans les cavités de l'apophyse.

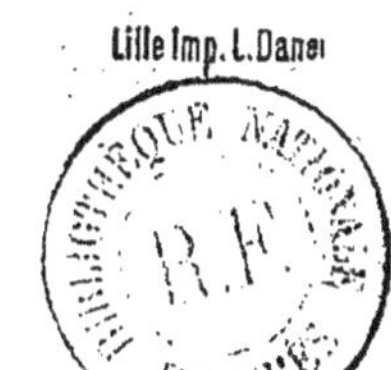

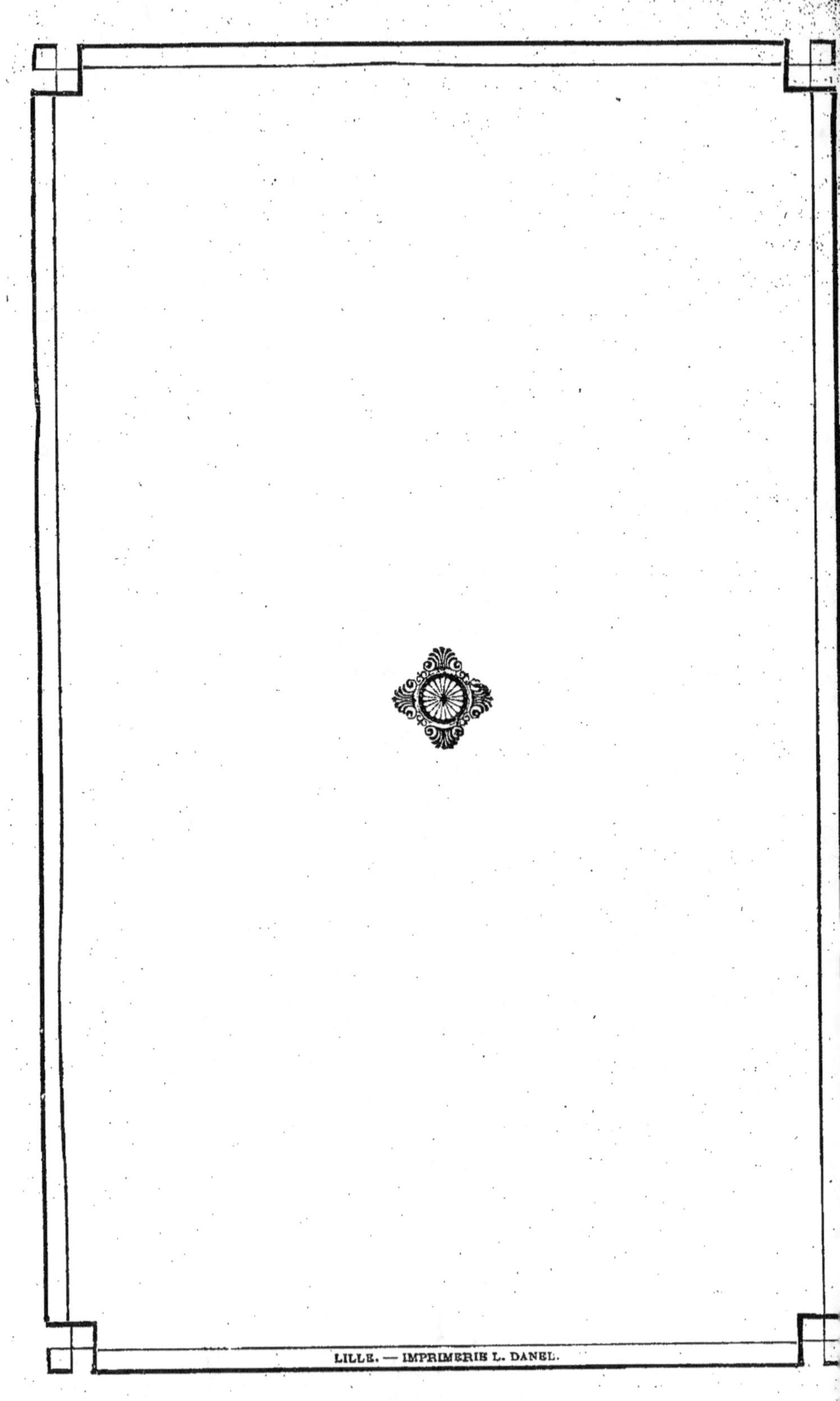

LILLE. — IMPRIMERIE L. DANEL.